NOTE

SUR L'ORGANISATION

DU

SERVICE DES SECOURS PUBLICS

DANS

LE DÉPARTEMENT DE LA SEINE

PARIS
IMPRIMERIE TYPOGRAPHIQUE A. POUGIN
13, QUAI VOLTAIRE, 13

1878

NOTE

SUR L'ORGANISATION

DU

SERVICE DES SECOURS PUBLICS

DANS

LE DÉPARTEMENT DE LA SEINE

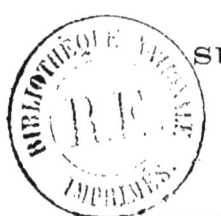

PARIS
IMPRIMERIE TYPOGRAPHIQUE A. POUGIN
13, QUAI VOLTAIRE, 13

1878

NOTE

SUR L'ORGANISATION

DU

SERVICE DES SECOURS PUBLICS

AUX ASPHYXIÉS, BLESSÉS ET NOYÉS

DANS LE DÉPARTEMENT DE LA SEINE

C'est dans la ville de Paris qu'ont été publiées les premières instructions sur les secours à donner aux noyés.

En 1740, Réaumur rédigea par ordre du gouvernement *un avis pour donner du secours à ceux qu'on croit noyés.*

Cet avis imprimé au Louvre fut répandu dans tout le royaume, et fut de nouveau édité en 1758 et 1769. Il engageait à réchauffer le noyé, à l'agiter en tout sens, à irriter la muqueuse nasale, à insuffler de l'air chaud par la bouche et à introduire de la fumée de tabac dans le rectum. Cette instruction défendait de pendre le noyé par les pieds.

Lecat s'occupa de la question en 1755 et recommanda comme le moyen le plus efficace l'insufflation d'air dans les poumons.

En la même année 1755, Robert Prévost, Vinchant et Chastenet, chirurgiens de Lille, conseillèrent le réchauffement du noyé, la saignée de la jugulaire et l'insufflation pulmonaire.

Le prévôt des marchands et échevins de la ville de

Paris publia en 1740, en 1759 et en 1769, des avis *concernant les personnes noyées qui paraissaient mortes, et qui, ne l'étant pas, peuvent recevoir des soins pour les rappeler à la vie.*

Mais les instructions n'étant pas accompagnées de boîtes de secours et le zèle des secouristes n'étant pas stimulé par la promesse de récompenses pécuniaires ou honorifiques, ces publications restèrent à peu près sans résultat.

Une société de sauvetage avait été fondée à Amsterdam en 1767. Quelques années après, le chevalier Bignon, l'un des quarante de l'Académie française, et le chevalier de La Michodière prirent l'initiative de la création d'un service de secours aux noyés à Paris; ils en confièrent la direction à Pia, échevin de la ville.

Le service fut installé en 1772, dans les corps de garde qui se trouvaient le long de la Seine; tous les mois une visite avait lieu dans chacun de ces corps de garde, tant pour s'assurer du bon état des boîtes-entrepôts, que pour faire aux sergents et aux soldats la répétition de la manière dont les secours devaient être administrés.

Des primes étaient accordées aux sauveteurs et à ceux qui donnaient les soins.

Le service des secours publics, institué dans le principe uniquement en vue des noyés, comprit bientôt les soins à donner dans toute espèce d'asphyxie, et dès 1775, l'échevin Pia publiait des observations de traitement de l'asphyxie par le charbon, par les émanations des puits infects, par le gaz des fosses d'aisances, par la strangulation, par la pendaison.

Pia s'est occupé avec beaucoup de zèle de la propagation d'instructions sur les secours à donner, instructions qui ont été adoptées en France et à l'étranger, et de la vulgarisation d'appareils propres au traitement de l'asphyxie.

C'est lui qui fut l'initiateur d'une instruction publiée

par la ville de Paris en 1775 et en 1778 ; il fit paraître pendant plusieurs années une statistique des cas traités ; enfin il attacha son nom à l'invention d'une *canule à air*, d'une *machine fumigatoire* pour les insufflations dans le rectum de fumée de tabac et d'une *boîte* dite *entrepôt* qui renfermait les objets de secours nécessaires.

Pia et Portal ont dégagé la thérapeutique de l'asphyxie des pratiques arriérées, inutiles et dangereuses.

La Préfecture de police a publié, à partir de la création du service des secours publics, un certain nombre d'instructions qui ont été rédigées avec la collaboration des membres du Conseil de salubrité, depuis la fondation de ce Conseil en 1802.

Ces instructions successives portent les dates de 1806, de 1808, de 1818, de 1822, de 1823, de 1836, de 1842, de 1850, de 1858 et de 1872.

La direction du service des secours publics est confiée, depuis 1815, à un médecin.

Le D^r Ch. H. Marc, nommé le premier à cette fonction, a imprimé à ce service une vive impulsion et a étendu son usage aux blessures et aux indispositions survenues sur la voie publique.

Sous sa direction, le nombre des boîtes de secours déposées dans Paris, qui était de 27 en 1822, a été progressivement porté à 40, et 72 brancards ont été répartis dans divers postes et commissariats de police.

Marc fils succéda à son père en 1840 et, grâce à lui, le service des secours publics prit un nouveau développement.

Le nombre des dépôts d'appareils de secours a été augmenté ; c'est ainsi qu'en 1861, il existait 103 caisses de secours dans Paris, et 33 dans la banlieue, et que 181 brancards étaient déposés soit dans les postes, soit dans les commissariats de police, soit dans les casernes de la garde municipale et des sapeurs-pompiers.

Aujourd'hui, le nombre des caisses de secours déposées dans Paris est de 115, dont 31 pour *noyés et asphyxiés* et 84 pour *blessés et malades.*

L'administration entretient dans la banlieue de Paris 36 caisses de secours pour noyés et asphyxiés.

Chacun des postes de secours renferme un matelas spécial recouvert d'une toile cirée, un brancard à bras conforme au modèle de Marc, mais qui a été perfectionné au point de vue des attaches de la toile avec le bois; une bouée de sauvetage pouvant soutenir deux hommes à la surface de l'eau est placée dans chaque poste de secours aux noyés; 20 postes de Paris renferment chacun un appareil Galibert, qui permet à un homme de pénétrer sans danger dans un milieu méphitique et asphyxiant.

Un tableau indicateur des soins à donner est suspendu dans chaque poste.

Enfin, une certaine quantité de gaffes Le Grand sont déposées le long des écluses et des canaux.

Outre les 151 caisses de secours, il en existe une dans chacun des établissements de bains sur l'eau, dans chaque lavoir, dans tous les bateaux à vapeur. Il y a obligation pour les propriétaires de ces bateaux de se procurer une boîte de secours conforme au modèle de l'administration.

Le médecin directeur des secours publics et la commission de surveillance des bateaux à vapeur veillent à ce que ces boîtes soient toujours complètes.

Le soin de donner des instructions verbales aux mariniers employés sur ces bateaux incombe au médecin-directeur des secours.

Il existe, en outre, un brancard dans chacun des 80 commissariats de police de Paris.

La Préfecture de police possède des tentes qui servent au service des secours publics, pendant les jours de fêtes publiques et pendant les revues. Elles sont établies là où la foule doit se porter et renferment tout un matériel d'ambulance. Un médecin est attaché à chacune de ces ambulances volantes pendant la durée de la fête.

La Préfecture de police a réalisé depuis un an, sur mon initiative, un progrès réel dans le service des secours aux noyés; elle a fait construire sur des berges de la Seine des pavillons en bois élevés sur briques, à proximité d'escaliers et d'abords conduisant à la Seine.

Le mobilier de ces pavillons se compose des objets suivants :

Une *table de bois* très-lourde dont le dossier peut se relever au moyen d'une crémaillère et au bout de laquelle est un appui pour les pieds du noyé. Cette table a une hauteur de 78 centimètres.

Un *coussin* plat de *cuir verni* destiné à supporter la tête du noyé pendant qu'il est couché sur cette table.

Un *coussin rond* dans les deux tiers et *plat* dans un, que l'on place sous la poitrine pour la cambrer en avant.

Un *caléfacteur de cuivre*, long de 1^m78, large de 0^m76, élevé de 0^m53, ayant la forme d'un matelas, et dans l'intérieur duquel existe une nappe d'eau froide, que l'on peut échauffer à 35° en six minutes, et mettre en ébullition en dix minutes au moyen de jets de gaz disposés sous l'appareil.

Ce caléfacteur renferme 120 litres d'eau et est en communication, d'une part, avec le réservoir d'eau froide et, d'autre part, avec une baignoire placée au fond du pavillon.

Un *matelas en varech*, enveloppé dans une forte toile, destiné à être posé sur le caléfacteur lorsque le noyé va y être placé.

Des *boules* à eau chaude.

Au-dessus de la baignoire est un *appareil à douches* communiquant avec le réservoir d'eau froide.

En outre, il existe un *matelas de laine*, des *couvertures* et des *draps*, de façon à pouvoir faire un *lit* pour le noyé rappelé à la vie et l'y maintenir pendant un nombre d'heures suffisant.

Le nombre de ces pavillons est aujourd'hui de six, il sera de neuf en 1878.

Ils sont situés :

1° Sur la berge du quai de la Conférence, près du pont des Invalides;

2° Sur la berge du quai du Louvre, près du pont des Arts;

3° Sur la berge du quai de la Mégisserie, près du pont d'Arcole;

4° A l'entrée du canal Saint-Martin, sur la Seine;

5° Sur le quai d'Orsay, près du Pont-Royal;

6° Sur le quai Jemmapes, près du pont Grange-aux-Belles.

Chacun des pavillons contient encore le *matériel ordinaire des caisses de secours* adoptées par le Conseil d'hygiène et de salubrité le 9 février 1872, les instructions nécessaires imprimées, et une bouée de sauvetage. Au-devant de chaque poste est amarré un solide bateau, pourvu de tous les agrès nécessaires.

Chaque poste est mis en communication avec le poste central de police de l'arrondissement au moyen d'un fil télégraphique.

Les pavillons sont confiés à des gardiens de la paix publique ou sergents de ville qui, au nombre de trois par pavillon, s'y succèdent sans interruption jour et nuit.

Le directeur des secours publics leur donne des instructions verbales, et des répétitions qui les mettent à même d'administrer les premiers secours aux noyés (1).

(1) Dans chaque pavillon est suspendu au mur le tableau indicateur qui renferme l'instruction du conseil d'hygiène et une seconde instruction sommaire dans laquelle j'ai consigné les différents temps du traitement et les soins les plus importants. Voici cette seconde nstruction :

Tels qu'ils sont installés, ces pavillons contiennent tous les appareils qui sont considérés aujourd'hui comme l'expression des derniers progrès réalisés dans la thérapeutique de l'asphyxie et de la syncope par submersion.

La construction de ces pavillons sera suivie de celle de plusieurs autres le long des rives de la Seine et des berges des canaux du département de la Seine.

Pendant la période d'années qui s'est écoulée depuis 1772 jusqu'à 1860, la composition des boîtes de secours,

Envoyer chercher un médecin ;
Traiter le noyé sans aucun retard ;
Oter les vêtements; envelopper l'individu dans la couverture jusqu'à la ceinture ;
Avoir soin que l'air de la pièce soit renouvelé.

1° Traitement à employer en premier lieu pour rappeler la respiration.

Placer le corps sur la table de bois, la tête légèrement inclinée, le traversin sous le dos, le coussin sous la tête. Ouvrir la bouche avec le levier en bois. Veiller à ce que la langue ne se renverse pas en arrière et la maintenir hors de la bouche au moyen de la rondelle en caoutchouc. Introduire dans la bouche le spéculum laryngien; enlever avec les barbes de la plume d'oie, les mucosités, le sable, la terre. Maintenir le spéculum ouvert dans la bouche pendant tout le temps des soins donnés.

Se placer à la tête du patient; lui saisir les bras à la hauteur des coudes; les tirer doucement vers soi en les écartant l'un et l'autre, les tenir étendus en haut pendant deux secondes, puis les ramener le long du corps, en comprimant latéralement la poitrine.

On répètera cette manœuvre alternativement quinze fois environ par minute et jusqu'à ce qu'on aperçoive un effort du patient pour respirer; en même temps faire passer sous les narines des odeurs fortes (ammoniaque, etc.).

2° Traitement à employer en second lieu pour rappeler la chaleur et la circulation.

Mettre le patient dans un bain chaud * pendant cinq minutes au plus, en continuant les mouvements des bras; au bout de trente

---

* L'eau doit marquer 32° au thermomètre.

N. B. Consulter, comme complément, l'instruction du Conseil d'hygiène et de salubrité du 9 février 1872.

la nature des instructions de la Préfecture de police ont peu varié, et les méthodes recommandées comme les plus utiles dans le traitement de l'asphyxie par submersion ont presque toutes été appropriées à la doctrine qui regarde comme certaine la pénétration dans les voies aériennes du liquide ambiant. L'opinion des médecins qui ont pris part aux instructions de la Préfecture de police a été conforme à celle de Galien, Forest, Borelli, Valentin, Pia, Lancisi, Lecat, Louis, de Haller, Portal, Marc père, Albert, Piorry, et a été opposée à celle de Plater, Becker, A. Littré, Senac, Winslow, Boerhaave qui avaient pensé que la mort survient par absence d'air, c'est-à-dire par suffocation, sans que l'eau pénètre dans les voies aériennes. (Ceci n'est vrai que pour la syncope.)

Le procédé opératoire de l'insufflation pulmonaire a été recommandé dans l'instruction de 1772, par Pia et par Portal. Aussi la boîte-entrepôt de Pia renfermait une canule qu'on introduisait dans les narines pour souffler l'air dans les poumons au moyen d'un petit soufflet.

Voici la composition complète de la boîte-entrepôt de Pia, en 1772 :

1° Une ou deux bonnes couvertures de laine, une cami-

secondes mettre le corps dans une position assise, jeter de l'eau froide sur la face et la poitrine et passer de l'ammoniaque sous le nez ; puis placer le patient bien essuyé sur le matelas chauffé par l'appareil caléfacteur ; y continuer les mouvements des bras et employer les frictions, la bassinoire remplie d'eau chaude.

Il est dangereux de rappeler la chaleur trop rapidement.

Si la respiration et la connaissance revenues, la chaleur ne reparaît pas, il faut placer de nouveau le patient dans la baignoire et lui administrer sur le dos une douche d'eau froide de quelques secondes, suivie de frictions et de mise sur le matelas chauffé par le caléfacteur.

Lorsque la respiration, la connaissance et la chaleur sont revenues, placer l'individu dans le lit. Mettre à ses pieds et le long de son dos des boules remplies d'eau chaude et le laisser ainsi pendant un certain nombre d'heures jusqu'à ce que le médecin qui a été appelé soit revenu déclarer qu'il peut quitter le pavillon de secours.

sole de laine, quelques morceaux de flanelle pour essuyer et frotter le corps du noyé, un bonnet de laine ;

2° Une bouteille d'eau-de-vie camphrée, une autre d'alcali volatil, dont on imbibe les morceaux de flanelle pour les frictions ;

3° Une petite bouteille d'eau de mélisse ou de Cologne ;

4° Six paquets contenant chacun trois grains d'émétique ;

5° Une petite cuiller de fer étamé pour administrer les liqueurs ;

6° Une canule qu'on introduit dans les narines pour souffler de l'air dans les poumons au moyen d'un petit soufflet ;

7° Une seringue ordinaire avec ses tuyaux pour donner le plus tôt possible le lavement irritant et qu'on réitérera suivant les circonstances ;

8° Deux ou trois bandes à saigner :

9° Une petite bouteille d'esprit volatil (sel ammoniac) pour en introduire, à diverses reprises, dans les narines ;

10° Trois ou quatre onces de feuilles sèches de tabac en quatre paquets ;

11° Enfin la machine fumigatoire de M. Pia, dont on pourra se servir quand tous les autres moyens auront manqué leur effet.

Cet appareil fumigatoire est formé d'un tuyau flexible et d'un soufflet. « Quand on voudra s'en servir, on y
« brûlera l'un des paquets de tabac qu'on trouve dans
« cette boîte et on aura soin de l'humecter aupara-
« vant ; on l'allumera avec un morceau d'amadou et on
« introduira dans le manche de la machine le tuyau du
« soufflet, qu'on y assujettira par la petite fiche de fer
« qui y est attachée ; on fera mouvoir le soufflet douce-
« ment, et à diverses reprises, pour allumer le tabac ;
« alors on insinuera dans le fondement du noyé la canule
« qui est attachée au tuyau flexible, et l'autre extrémité

« dudit tuyau recevra le bec de la machine fumigatoire.
« On aura soin de fermer, avec un bouchon de liége,
« l'ouverture supérieure de cette machine et l'on exa-
« minera de temps en temps si le tuyau n'est pas
« obstrué. »

Les instructions de la Préfecture de police de 1808, de 1816, de 1818, de 1822, de 1836, de 1842, de 1850, de 1858, de 1872, sont dictées dans le même esprit que celui qui a inspiré l'instruction de 1772: toutes tendent à rétablir avant tout la respiration.

L'instruction de 1818 est la première à recommander l'emploi de la *seringue* ou *pompe* à *air* pour extraire de la cavité buccale et des bronches l'eau et les mucosités et pour introduire en même temps de l'air atmosphérique dans les poumons.

La pompe à air est encore indiquée dans l'instruction de 1836 et de 1842, mais elle ne l'est plus dans celle de 1850, ni dans celles de 1858 et de 1872. Cette suppression est le résultat d'expériences faites en 1849 par des membres du conseil d'hygiène et de salubrité de la Préfecture de police.

Cette Commission s'est assurée, en effet, que la pompe à air n'extrayait qu'une portion minime de mucosités et d'écume, et que son emploi sans ménagement peut avoir pour effet, soit l'affaissement des vésicules pulmonaires, soit la congestion des vaisseaux capillaires de ces vésicules et même une hémorrhagie.

Il paraît évident que l'indication pressante et imminente de débarrasser les voies aériennes de mucosités et d'eau serait mieux remplie par la trachéotomie, ainsi que l'avait déjà conseillé Portal.

Des expériences que j'ai faites sur des animaux (1) m'en ont montré l'heureux résultat.

(1) *Annales d'hygiène*, janvier et avril 1873. — *Expériences XI, XII*, etc...

Les méthodes combinées de l'aspiration et de l'insufflation sont celles qui réussissent le mieux entre les mains des sauveteurs de Paris, pourvu qu'ils agissent doucement et avec lenteur, en faisant coïncider l'aspiration avec l'affaissement spontané ou artificiel de la poitrine, et l'insufflation avec le mouvement d'ampliation de cette cavité.

L'insufflation pulmonaire est employée sans l'aspiration, lorsque le noyé est en état de syncope.

L'instruction de 1872 a recommandé un certain nombre d'instruments nouveaux et de méthodes récentes dans le but de favoriser le rétablissement de la respiration.

C'est ainsi qu'elle considère comme utile l'emploi du *spéculum laryngien* (Dr Labordette), destiné à tenir la bouche ouverte, — et de la méthode de Sylvester.

L'instruction de 1872 conseille encore l'usage du marteau de Mayor, pour réveiller la contractilité du cœur et des poumons.

L'usage des fumigations de tabac, recommandé depuis Pia, l'est encore dans l'instruction de 1872. Ce procédé nous donne toujours de bons résultats dans les cas d'asphyxie grave.

Nous persistons à les considérer comme utiles, malgré les conclusions contraires des Sociétés de secours de Hambourg et de Londres qui ne sont pas, du reste, conformes en tous points aux expériences et aux observations que ces Sociétés ont publiées (1).

La dernière instruction délibérée dans le Conseil d'hygiène et de salubrité a déterminé de la manière suivante la composition des caisses de secours destinées, les unes aux noyés et asphyxiés et les autres aux blessés et aux malades.

---

(1) Marc. — *Nouvelles recherches sur les secours à donner aux noyés et asphyxiés*, p. 159. Bruxelles, 1838.

I. — Composition de la caisse de secours dite fumigatoire pour noyés et asphyxiés.

1° Une paire de ciseaux de 16 centim. de long, à pointes mousses ;
2° Un peignoir de laine ;
3° Un bonnet de laine ;
4° Un levier de buis ;
5° Un caléfacteur de demi-litre à un litre ;
6° Deux frottoirs de laine ;
7° Deux brosses ;
8° Une bassinoire à eau bouillante ;
9° Le corps de la machine fumigatoire ;
10° Son soufflet ;
11° Un tuyau et une canule fumigatoire ;
12° Une boîte en fer-blanc contenant du tabac à fumer ;
13° Une seringue à lavement avec canule ;
14° Une aiguille à dégorger la canule ;
15° Des plumes pour chatouiller la gorge ;
16° Une cuiller étamée ;
17° Un gobelet d'étain ;
18° Un biberon ;
19° Une bouteille contenant de l'eau-de-vie camphrée ;
20° Un flacon contenant de l'eau de mélisse spiritueuse ;
21° Un flacon renfermant un demi-litre d'alcool ;
22° Une petite boîte en fer-blanc renfermant plusieurs paquets d'émétique de 5 centigr. chacun ;
23° Un flacon à l'émeri, à large ouverture, contenant 500 grammes de chlorure de chaux en poudre ;
24° Un flacon contenant 100 grammes de vinaigre ;
25° Un flacon à l'émeri contenant 100 grammes d'éther sulfurique ;
26° Un flacon à l'émeri contenant 100 grammes d'ammoniaque (alcali volatil) ;

27° 100 grammes de sel gris;

28° Des bandes à saigner, des compresses, de la charpie et une plaque de taffetas d'Angleterre;

29° Un nouet de poivre et de camphre pour la conservation des objets de laine;

30° Une palette;

31° Un briquet;

32° Un spéculum laryngien;

33° Un marteau de Mayor;

34° Une rondelle de caoutchouc.

Outre ces objets on place un thermomètre centigrade dans chaque localité où il est possible de le faire.

II. — Composition de la caisse de secours a pansement.

1° Une paire de ciseaux de 16 centim. de long, à pointes mousses;

2° Cinq coussins de balle d'avoine : deux longs pour la cuisse et trois plus courts pour la jambe;

3° Deux attelles pour fracture de cuisse;

4° Trois attelles pour fracture de jambe;

5° Deux attelles pour fracture d'avant-bras;

6° Trois attelles pour fracture de bras;

7° Deux pièces de toile pour drap fanon, pour cuisse et pour jambe;

8° Une pièce de ruban de fil écru;

9° Une cuvette de fer étamé;

10° Une éponge et son enveloppe en taffetas gommé, une ouate;

11° Un étui renfermant épingles, aiguilles et fil;

12° Quatre grands flacons contenant alcool vulnéraire, alcool camphré, acétate de plomb liquide et perchlorure de fer;

13 Quatre petits flacons contenant éther, acétate

d'ammoniaque, vinaigre des quatre voleurs et alcool de mélisse ;
14° Bandes ;
15° Compresses ;
16° Charpie ;
17° Sparadrap dans un étui de fer-blanc ;
18° Gobelet d'étain ;
19° Cuiller en fer étamé ;
20° Palette pour la saignée ;
21° Agaric de chêne ;
22° Une boîte de sinapismes en feuilles ;
23° Taffetas d'Angleterre ;
24° Un appareil de Scultet ;
25° Une pince à couper les épingles.

L'instruction de 1872 traite comme les précédentes des soins à donner aux personnes asphyxiées par submersion, par la vapeur du charbon, les émanations des fours à chaux, des cuves à raisin, à bière, à cidre, par les gaz des fosses d'aisances, des puisards, égouts et citernes, par les gaz impropres à la respiration, par le gaz d'éclairage, par strangulation, suspension ou suffocation, par le froid, la chaleur et la foudre.

La Préfecture de police est dans l'usage, depuis l'origine de ce service en 1772, de récompenser le courage des personnes qui se sont dévouées pour retirer de l'eau un noyé.

Elle donne de l'argent et des médailles de sauvetage.

La Préfecture de police expose encore une voiture à bras qu'elle a fait spécialement établir pour le transport des cadavres à la Morgue, et un brancard à roues, établi sur mes indications et comparable à celui du Dr Gauvin, qui permet de n'employer qu'un seul homme de peine pour le transport d'un blessé, et d'éviter ainsi les frais considérables auxquels donne lieu le brancard à bras, lorsqu'il faut porter un individu à une grande distance et employer six hommes qui se succèdent tour à tour.

Après avoir exposé le fonctionnement du service des secours publics, il nous paraît utile de montrer en quelques lignes combien cette organisation présente d'avantages pour la population parisienne.

Dans la période de douze ans qui s'est écoulée depuis 1865, le nombre des blessés et des malades secourus a été de plus de 11,500.

Le nombre des noyés et asphyxiés qui ont été soignés pendant cette période dans les postes de secours a été de 561.

Parmi ces 561, 241 étaient dans un état d'asphyxie complète.

Jusqu'en 1875, le nombre de ces asphyxiés rappelés à la vie n'a été que de 88 sur 196, mais cette proportion a été depuis complètement modifiée pour les cas traités dans les nouveaux pavillons de secours aux noyés établis sur les berges de la Seine et inaugurés en mai 1875.

C'est ainsi que parmi les 91 noyés (37 en 1875, 29 en 1876 et 25 en 1877) qui y ont été apportés, 4 seulement sont morts; or, ces 4 noyés avaient fait un séjour prolongé sous l'eau ; l'un de trente-cinq minutes, le deuxième d'une demi-heure, le troisième de sept minutes, le quatrième de vingt minutes.

Un certain nombre parmi ces 87 noyés qui ont été rappelés à la vie, l'ont été dans des circonstances graves; ainsi, 8 avaient séjourné cinq minutes sous l'eau, 13 avaient fait un séjour de plus de cinq minutes sous l'eau.

Voici le tableau de ces cas avec indication de la durée de la submersion :

8 cas, 5 minutes
2 — 6 —
1 — 7 à 8 —

— 18 —

1 cas, 8 minutes.
6 — 10 —
2 — 15 —
1 — 20 —

et les observations à l'appui.

Pavillon du Pont d'Arcole.

Le 12 mai 1875, à sept heures et demie du soir, le nommé D..., vingt-six ans, mégissier, s'est jeté volontairement dans la Seine, du haut du pont d'Arcole. Il a fait un séjour sous l'eau de cinq minutes, et a été apporté au pavillon sans avoir perdu connaissance. La face était pâle ; les dents n'étaient pas serrées. Il a été soigné par le gardien de la paix Bouzigues, enveloppé dans la chemise de laine, frictionné, réchauffé et a été reconduit chez lui.

Pavillon du Pont des Invalides

Le 25 mai 1875, à onze heures du matin, le nommé S..., trente-deux ans, serrurier, s'est jeté dans la Seine, du haut du pont des Invalides. Il en a été retiré après un séjour sous l'eau de cinq minutes, en perte de connaissance absolue, les dents serrées, la face violacée.

Le gardien de la paix Sontag l'a traité au moyen du levier en buis, du spéculum, des mouvements d'élévation et d'abaissement des membres supérieurs, d'un bain chaud, de frictions, et est arrivé à le rappeler à la vie. Le séjour dans le lit du poste a été de trois heures.

Pavillon du Pont des Arts.

Le 30 mai 1875, à neuf heures du soir, le nommé G..., vingt-trois ans, garçon marchand de vin, s'est jeté dans la Seine, du haut du Pont-Neuf. Apporté au pavillon après un séjour sous l'eau de près de cinq minutes, il avait la face pâle, les dents serrées. Les premiers soins lui ont été donnés par les gardiens de la paix Broc et Lamblot. Il a été ensuite traité par le Dr Jacquart et a été rappelé à la vie. Les moyens employés ont été des frictions, des

— 19 —

mouvements d'élévation et d'abaissement des bras, des inhalations d'ammoniaque, la pose sur le caléfacteur recouvert du matelas, un bain chaud et le maintien dans le lit.

Le séjour dans le pavillon a été de une heure et demie.

Le 2 août 1875, à cinq heures du matin, la nommée V..., dix-sept ans, s'est jetée volontairement dans la Seine de la berge du quai Napoléon. Elle a fait un séjour sous l'eau de dix minutes à peu près. Apportée au pavillon, elle avait les dents serrées, la face pâle. La perte de connaissance était complète. *Pavillon du Pont d'Arcole.*

Elle a été soignée par le gardien de la paix Gailliot au moyen des mouvements d'élévation et d'abaissement des membres supérieurs, de frictions, du réchauffement sur le caléfacteur, et lorsque la connaissance est revenue, un bain chaud a été donné. La douche d'eau froide a été employée. Cette femme a fait dans le lit du poste un séjour de trois heures.

Le 21 août 1875 la nommée R...., s'est jetée volontairement dans la Seine; séjour sous l'eau de dix minutes environ. Apportée au poste elle présentait de la pâleur de la face, les dents serrées; perte de connaissance. Emploi des mouvements des bras, des frictions pendant trente-cinq minutes. Un bain a été donné dès que la connaissance est un peu revenue. Rappelée à la vie. Les soins ont été donnés par le gardien de la paix Jacques. *Idem.*

Le 11 septembre 1875, la nommée D..., s'est jetée volontairement dans la Seine à deux heures du matin; séjour sous l'eau de dix minutes environ. Apportée au pavillon elle avait la face pâle, les dents non serrées. Perte de connaissance incomplète. Emploi d'eau de mélisse, de *Idem.*

frictions, de mouvements des bras. Séjour dans le poste pendant cinq heures. A pu marcher au sortir du poste. Elle a été soignée par le gardien de la paix Bouzigues.

<small>Pavillon
du
Pont des Invalides</small>

Le 17 septembre 1875, submersion involontaire du nommé G..., cinquante-six ans, à la suite d'un étourdissement, séjour sous l'eau de dix minutes. Face pâle, perte de connaissance. Dents serrées.

Emploi des lainages, des mouvements des bras, de frictions, d'ammoniaque. Rappelé à la vie, séjour dans le pavillon pendant trois heures. Les soins ont été donnés par le gardien de la paix Rousseau.

<small>Pavillon
du
Pont des Arts.</small>

Le 8 octobre 1875 à six heures trente du soir, le nommé M..., quarante ans, commissionnaire, s'est jeté dans la Seine, devant le quai de la Mégisserie. Il en a été retiré au bout de quatre à cinq minutes. Lorsqu'il a été apporté au pavillon, il n'avait pas complétement perdu connaissance, avait la face pâle. Les dents n'étaient pas serrées. Le gardien de la paix Lamblot l'a soigné avec succès au moyen de l'enveloppement dans les lainages, et d'inhalations d'ammoniaque.

<small>Idem.</small>

Le 27 octobre 1875, le nommé P..., vingt-cinq ans, plombier, a été apporté au pavillon du pont des Arts dans un état de perte de connaissance complète. Il avait été retiré de la Seine où il s'était jeté du Pont-Neuf. La durée de la submersion sous l'eau a été de près de dix minutes. La face était pâle, les dents serrées. Les soins ordinaires ont été donnés avec succès par le gardien de la paix Dumay. Le séjour dans le pavillon a dû être prolongé pendant trois heures et demie.

<small>Pavillon
du
Pont d'Arcole.</small>

La nommée L..., âgée de vingt-huit ans, modiste, est tombée le 27 janvier 1876, à une heure du matin, dans la

Seine, pendant l'ivresse. La durée du séjour sous l'eau a été de cinq minutes. La face était pâle. La perte de connaissance n'était pas complète. Les soins que lui a donnés le gardien de la paix Barbatel l'ont rappelée à la vie.

La nommée R..., domestique, âgée de vingt ans, s'est jetée dans la Seine le 3 février 1876, en face le Tribunal de Commerce. La durée de la submersion sous l'eau ou entre deux eaux a été d'un quart d'heure environ. *Pavillon du Pont d'Arcole.*

Lorsqu'elle a été apportée au pavillon, la perte de connaissance était complète, les dents étaient serrées.

Les soins lui ont été donnés par le gardien de la paix Bouzigues. La connaissance est revenue au bout de trois quarts d'heure de traitement.

Le 31 mai 1876, à une heure quarante-cinq du matin, la nommée V..., âgée de vingt et un ans, mécanicienne, s'est jetée volontairement dans la Seine, à la pointe de l'île Saint-Louis. La durée du séjour sous l'eau a été de vingt minutes environ. La face était violacée. Les soins donnés par le gardien de la paix Grangé ont consisté en mouvements d'élévation et d'abaissement des membres supérieurs, en emploi du spéculum laryngien, en frictions, en réchauffement par le caléfacteur, en administration d'eau de mélisse, en un bain. Elle a été gardée dans le pavillon pendant quatre heures. *Idem.*

Le 29 juin 1876, à huit heures du soir, la nommée D..., quinze ans, fleuriste, s'est jetée volontairement dans la Seine de la berge du quai de l'Hôtel-de-Ville. Elle a passé sous le ponton des bateaux-omnibus. Elle a été retirée de l'eau après un séjour de quinze minutes environ. *Idem.*

Apportée au pavillon, elle n'avait pas sa connaissance.

— 22 —

Elle a reçu les soins ordinaires du gardien de la paix Bouzigues et a été rappelée à la vie.

Pavillon du Pont d'Arcole.

Le 22 juillet 1876, le nommé P..., quarante-trois ans, est tombé, pendant l'ivresse, dans la Seine. Il a fait, sous l'eau, un séjour de cinq à six minutes.

Apporté au pavillon, il était en demi-perte de connaissance. Il a été traité par le gardien de la paix Grangé au moyen des frictions, du réchauffement sur le caléfacteur, des inhalations d'ammoniaque. Il a pu rejoindre son domicile.

Pavillon du Pont des Arts.

Le 4 août 1876, à six heures du soir, le nommé N..., dix-huit ans, employé de librairie, s'est jeté volontairement du haut du pont des Arts dans la Seine. Il n'en a été retiré qu'au bout de cinq minutes. Apporté au pavillon, il avait perdu connaissance, la face était pâle, les dents non serrées. Il a été soigné par le gardien de la paix Dumay, qui l'a déshabillé, couché sur la table à crémaillère, a maintenu la bouche ouverte au moyen du spéculum, a fait faire en même temps des mouvements d'élévation et d'abaissement des membres supérieurs. Après quinze minutes de ces mouvements, la respiration s'est rétablie. La connaissance est revenue au bout d'une heure et demie de soins.

Pavillon du Pont des Invalides

Le 23 août 1876, à six heures un quart du soir, le nommé R..., quarante-cinq ans, employé, s'est jeté volontairement de la berge, en aval du pont de la Concorde, dans la Seine. Le séjour sous l'eau a été de huit minutes. Apporté au pavillon, il était sans connaissance, la face pâle. Le gardien de la paix Jacquelin d'abord et le docteur Guezt lui ont donné des soins qui ont consisté, pendant deux heures, en mouvements des membres supérieurs, en ouverture de la bouche avec le spéculum, en frictions, inhalations d'ammoniaque, en réchauffement sur le caléfacteur couvert du matelas; puis, lorsque la connaissance est revenue, en émétique et en un bain.

L'individu est resté pendant plusieurs heures couché dans le lit, ensuite il a été transporté à l'hôpital Beaujon.

Le 15 novembre 1876, le nommé P..., vingt-neuf ans, garçon de café, s'est jeté volontairement dans la Seine de la berge, en aval du pont Louis-Philippe. Il a été retiré de l'eau après un séjour de près de dix minutes.

Apporté au pavillon, il était sans connaissance, la face pâle.

Il a reçu les soins ordinaires du gardien de la paix Bouzigues, a pris un bain, a reçu la douche et a été rappelé à la vie.

<small>Pavillon du Pont d'Arcole.</small>

Le 9 avril 1877, à six heures du matin, le nommé B..., quarante-six ans, rentier, s'est jeté volontairement dans la Seine, de la berge, en amont du pont de l'Alma. Il a été retiré de l'eau au bout de cinq minutes en perte de connaissance incomplète, mais la face très-violacée, les dents non serrées. Le gardien de la paix Jacquelin lui a donné les soins ordinaires, qui ont dû être prolongés pendant deux heures. Il a été mis au lit et conservé dans le poste pendant sept heures.

<small>Pavillon du Pont des Invalides</small>

Le 18 juin 1877, à deux heures, la nommée G..., trente-sept ans, s'est jetée volontairement dans la Seine, de la berge du quai de l'Horloge. Elle a fait, sous l'eau, un séjour de cinq à six minutes. Apportée au pavillon en perte de connaissance, la face pâle, les dents non serrées, elle a été soignée par le gardien de la paix Lamblot au moyen de frictions, des mouvements des bras, du réchauffement sur le caléfacteur; un bain chaud.

<small>Pavillon du Pont des Arts.</small>

— 24 —

Elle a fait un séjour de plusieurs heures dans le lit du pavillon.

Elle a pu être conduite chez elle.

Pavillon du Pont des Arts.

Le 22 août 1877, à huit heures du matin, le nommé B..., trente ans, s'est jeté dans la Seine, de la berge du quai de l'Horloge, dans un accès de folie. La durée de la submersion a été de cinq minutes. Il a été apporté au poste en perte de connaissance, la face pâle, les dents serrées. Il a été soigné par le gardien de la paix Dumay au moyen de frictions, de mouvements des bras, du spéculum laryngien, des inhalations d'ammoniaque, du réchauffement sur le caléfacteur, d'un bain chaud et des douches d'eau froide. Il a été mis au lit et y a fait un séjour de quatre heures.

Il a été conduit à l'hôpital dans une voiture.

Idem.

Le 14 octobre 1877, à onze heures du matin, la nommée C..., vingt-sept ans, s'est jetée volontairement dans la Seine, de la berge du quai des Tuileries. Elle a fait un séjour de sept à huit minutes sous l'eau. Apportée au pavillon en perte complète de connaissance, elle a été soignée par le gardien de la paix Lamblot au moyen de frictions, des mouvements des bras, du spéculum laryngien, du réchauffement sur le caléfacteur, d'un bain chaud, d'une douche d'eau froide. Elle a été rappelée à la vie et a pu, après quatre heures de séjour au poste, retourner chez elle.

Nous croyons pouvoir affirmer que ces succès sont dus à l'installation des pavillons et à l'administration rapide, immédiate des secours par des hommes exercés à la thérapeutique de l'asphyxie et de la syncope.

D^r AUG. VOISIN,
Directeur des secours publics.

Nous joignons à ce travail les instructions sur les secours à donner aux noyés, asphyxiés et blessés qui ont été publiées en 1872, après avoir été approuvées par le Conseil d'hygiène publique et de salubrité du département de la Seine.

INSTRUCTION

SUR

LES SECOURS A DONNER AUX NOYÉS ET ASPHYXIÉS

Cette instruction traite des soins à donner aux personnes asphyxiées par submersion ; par la vapeur du charbon les émanations des fours à chaux, des cuves à raisin, à bière, à cidre ; par les gaz des fosses d'aisances, des puisards, égouts et citernes ; par les gaz impropres à la respiration ; par le gaz d'éclairage ; par strangulation, suspension ou suffocation ; par le froid, la chaleur et la foudre.

REMARQUES GÉNÉRALES

1° Les personnes asphyxiées ne sont souvent que dans un état de mort apparente.

2° Pour les personnes étrangères à la médecine, la mort apparente ne peut être distinguée de la mort réelle que par la putréfaction.

3° La couleur rouge, violette ou noire du visage, le froid du corps, la raideur des membres ne sont pas des signes certains de mort.

4° La rigidité des mâchoires, dans la submersion, est un indice favorable du succès des secours.

5° On doit, à moins que la putréfaction ne soit évidente,

administrer des secours à tout individu noyé ou **asphyxié**, même après un séjour prolongé dans l'eau ou dans le lieu où il a été asphyxié.

6° Les secours les plus essentiels à prodiguer aux asphyxiés peuvent leur être administrés par toute personne intelligente; mais, pour obtenir du succès, il faut les donner, *sans se décourager*, quelquefois pendant plusieurs heures de suite.

On a des exemples d'asphyxiés par le charbon qui ont été rappelés à la vie après des tentatives qui avaient duré six heures et plus.

7° Quand il s'agit d'administrer des secours à un asphyxié, il faut éloigner toutes les personnes inutiles; cinq ou six individus suffisent pour les donner; un plus grand nombre ne pourrait que gêner ou nuire.

8° Le local destiné aux secours ne devra pas être chaud; la meilleure température est de 17 degrés du thermomètre centigrade (14 degrés de celui de Réaumur).

9° Enfin les secours doivent être administrés avec activité, mais sans précipitation et avec ordre.

ASPHYXIÉS PAR SUBMERSION

Règles à suivre par ceux qui repêchent un noyé.

1° Dès que le noyé est retiré de l'eau, on ne doit le coucher ni sur le ventre, ni sur le dos, mais sur le côté, et de préférence sur le côté droit. On incline légèrement la tête en la soutenant par le front; on écarte doucement les mâchoires, et l'on facilite ainsi la sortie de l'eau qui pourrait s'être introduite par la bouche et par les narines. On peut même, immédiatement après le repêchage du noyé, pour mieux faire sortir l'eau, placer à différentes reprises la *tête un peu plus bas* que le corps, *mais il ne*

*faut pas la laisser chaque fois plus de quelques secondes
dans cette position.* Par conséquent, il faut bien se garder
de la pratique suivie par quelques personnes, et qui consiste à suspendre le malade par les pieds, dans l'intention
de lui faire rendre l'eau qu'il pourrait avoir avalée. Cette
pratique est excessivement dangereuse.

2° Après l'évacuation des mucosités, on replace le malade sur le dos et on comprime ensuite doucement et alternativement le bas-ventre de bas en haut, et les deux
côtés de la poitrine, de manière à faire exercer à ces parties les mouvements qu'on exécute lorsqu'on respire.

3° Immédiatement après ces premiers soins, qui n'occuperont que quelques instants, le noyé doit être enveloppé, suivant la rigueur de la saison, de couvertures,
ou, à défaut de couvertures, de foin ou de paille, et transporté au poste de secours, promptement et sans secousses.

Pendant ce transport, la tête et la poitrine seront placées et maintenues dans une position un peu plus élevée
que le reste du corps, la tête restera libre et le visage découvert.

En même temps on fera prévenir un médecin.

**Des soins à donner lorsque le noyé est arrivé au dépôt
des secours médicaux**

1° Aussitôt après l'arrivée du noyé, on lui ôtera ses
vêtements le plus promptement possible, en commençant
toujours par ceux du cou. Il sera essuyé, posé sur une
paillasse ou un matelas, enveloppé d'une couverture de
laine et revêtu, si la température est basse, d'un peignoir également de laine.

2° On couchera encore, une ou deux fois, le corps sur
le côté droit ; on fera légèrement pencher la tête en la
soutenant par le front, pour faire rendre l'eau. Cette opération, comme il a été dit, ne devra durer que quelques

secondes chaque fois. Il est inutile de la répéter s'il ne sort pas d'eau, de mucosités ou d'écume.

3° Si les mâchoires sont serrées, il convient de les écarter légèrement et sans violence, en employant le *petit levier en buis*.

Dans le cas où les mucosités ou glaires ne s'écouleraient qu'avec peine, on en faciliterait la sortie à l'aide du doigt, des barbes d'une plume, ou d'un bâtonnet couvert de linge.

Le *speculum laryngien* peut être utilement employé à cet effet.

Il faut toujours veiller à ce que la langue ne se renverse pas en arrière et la maintenir hors de la bouche.

4° L'aspiration de bouche à bouche ou tout au moins à l'aide d'une pompe munie d'une embouchure, a été plusieurs fois suivie de succès.

5° On cherchera à provoquer la respiration par la méthode suivante due à Sylvester :

Étendre le patient sur une surface, autant que possible, légèrement inclinée et à la hauteur d'une table ; faire saillir un peu la poitrine en avant, au moyen d'un coussin ou de vêtements roulés ; se placer à la tête du patient, lui saisir les bras à la hauteur des coudes, les tirer vers soi doucement en les écartant l'un de l'autre, les tenir étendus en haut pendant deux secondes, puis les ramener le long du tronc en comprimant latéralement la poitrine en même temps qu'une autre personne la pressera d'avant en arrière.

Par l'élévation des bras, on fait entrer dans la poitrine le plus d'air possible et on l'en fait sortir par leur abaissement et par la pression. Cette double manœuvre a pour but d'imiter les deux mouvements de la respiration.

On répétera cette manœuvre alternativement quinze fois environ par minute et jusqu'à ce qu'on aperçoive un effort du patient pour respirer (1).

(1) On peut même, à de longs intervalles, imprimer des secousses

6° Aussitôt que la respiration tend à se rétablir, il faut cesser de donner au noyé les soins qui viennent d'être indiqués et s'occuper des moyens de le réchauffer.

7° On remplira d'eau bien chaude la bassinoire et on la promènera, par-dessus le peignoir en laine, sur la poitrine, sur le bas-ventre, le long de l'épine du dos, en s'arrêtant plus longtemps au creux de l'estomac et aux plis des aisselles ; on l'appliquera également à la plante des pieds (1).

8° Les moyens indiqués ci-dessus doivent être employés en ayant soin de se régler sur la température extérieure ; il faut veiller à ce que le corps du noyé ne soit pas exposé à une chaleur supérieure à trente-cinq degrés centigrades. Quoique l'eau de la bassinoire soit à une température plus élevée, cette chaleur, dont l'action ne s'exerce qu'au travers d'une couverture ou d'un peignoir de laine, ne peut avoir aucun inconvénient.

9° A ces divers moyens qui ont pour but de réchauffer le noyé et de rétablir la respiration, on ajoutera, pour développer progressivement la chaleur, des frictions assez fortes, à l'aide des frottoirs en laine chauds, sur les côtés de l'épine du dos, ainsi que sur les membres.

Ces frictions seront faites avec ménagement à la région du cœur, au creux de l'estomac, aux flancs et au ventre. On brossera doucement, mais longtemps, la plante des pieds, ainsi que la paume des mains.

Si l'on s'aperçoit que le noyé fait des efforts pour respirer, il faut discontinuer, pendant quelque temps, toute manœuvre qui pourrait comprimer la poitrine ou le bas-

brusques à la poitrine, avec les mains largement étendues sur les côtés de cette cavité. Mais ce moyen ne peut être mis en pratique que par une personne habituée à l'administration des secours.

(1) Les médecins qui sont appelés à donner des secours pourront faire usage du marteau de Mayor. Son application faite 5 ou 6 fois au niveau des dernières côtes, ne devra durer que quelques secondes.

ventre et contrarier leurs mouvements, mais, dans ce cas, il serait utile de passer rapidement et à plusieurs reprises, le flacon d'ammoniaque sous le nez.

10° Si, pendant les efforts plus ou moins pénibles que fait le noyé pour respirer, on voit qu'il a des envies de vomir, il faut provoquer le vomissement en chatouillant le fond de la bouche avec les barbes d'une plume.

11° Il ne faut pas donner de boisson à un noyé avant qu'il ait repris ses sens et qu'il puisse facilement avaler. Cependant on peut, en vue de le ranimer, lui introduire dans la bouche quelques gouttes d'eau-de-vie ordinaire, d'eau de mélisse ou d'eau de Cologne, et, à défaut de ces spiritueux, de l'eau-de-vie camphrée qui se trouve dans les appareils.

12° Si le ventre est tendu, on donne un demi-lavement d'eau tiède, dans lequel on a fait fondre une forte cuillerée à bouche de sel commun.

13° Après une demi-heure d'administration assidue, mais inutile des soins indiqués plus haut, on pourra recourir, sous la direction d'un médecin, à l'insufflation de la fumée de tabac par l'anus (1).

14° Quand le noyé est revenu à la vie, il faut le coucher

---

(1) *Manière de pratiquer l'insufflation.*

L'appareil qui sert à cet usage se nomme appareil fumigatoire. Pour le mettre en jeu, on humecte du tabac à fumer, on en charge e fourneau de l'appareil et on l'allume avec un morceau d'amadou ou avec un charbon; ensuite on adapte le soufflet à la machine; quand on voit la fumée sortir abondamment par le bec du chapiteau, on ajoute la canule que l'on introduit dans l'anus et l'on fait mouvoir le soufflet avec précaution.

A défaut de l'appareil fumigatoire, on pourrait se servir de deux pipes; on en charge une que l'on allume et dont on introduit le tuyau dans l'anus du noyé en guise de canule; on souffle par le tuyau de l'autre, qui est appliquée sur la première, fourneau contre fourneau.

Chaque injection de fumée devra durer une ou deux minutes au dans un lit bassiné et l'y laisser reposer une heure ou deux. A défaut de lit, on portera le noyé à l'hôpital en prenant les précautions convenables pour le soustraire à l'action du froid.

Si, pendant le sommeil, la face du malade, de pâle qu'elle était, se colore fortement, et si, après avoir été éveillé, il retombe aussitôt dans un état de somnolence, on lui appliquera des sinapismes *en feuille*, ou *en pâte* entre les épaules, ainsi qu'à l'intérieur des cuisses et aux mollets; on lui posera en même temps 6 ou 8 sangsues derrière chaque oreille.

Il est entendu qu'on n'aura recours à ces moyens qu'en l'absence d'un médecin.

ASPHYXIÉS PAR LES GAZ MÉPHITIQUES OU AUTRES

1° Asphyxiés par la vapeur du charbon, par les émanations des fours à chaux, des caves à vin, à bière, à cidre. (Les gaz produits sont de l'acide carbonique mélangé ou non d'oxyde de carbone.)

Le traitement qui convient dans ces circonstances est le suivant :

1° Le malade doit être retiré le plus tôt possible du lieu méphitisé, exposé au grand air et débarrassé de ses vêtements.

2° Il doit être assis dans un fauteuil ou sur une chaise

plus, et, dans aucun cas elle ne devra être prolongée au point de provoquer le gonflement du ventre.

Après chaque opération qui pourra être répétée plusieurs fois de quart d'heure en quart d'heure, on exercera, à plusieurs reprises, une légère pression sur le bas-ventre, de haut en bas, et, avant de procéder à une nouvelle fumigation, on introduira dans l'anus une canule fixée à une seringue ordinaire, vide, dont on tirera le piston vers soi, de manière à enlever l'air ou la fumée qui pourraient se trouver en excès dans les intestins.

et maintenu dans cette position, en lui soutenant la tête verticalement. On lui jettera alors, avec force, de l'eau froide par potée sur le corps et au visage ; cette opération doit être continuée longtemps.

3° Si l'asphyxié commence à donner quelques signes de vie, il ne faut pas discontinuer les affusions d'eau froide ; seulement on évitera de lui jeter de l'eau principalement sur la bouche, pendant qu'il fait des efforts d'inspiration.

4° S'il fait des efforts pour vomir, il faut les favoriser en chatouillant l'arrière-bouche avec les barbes d'une plume.

5° Dès que l'asphyxié pourra avaler, on devra lui faire boire de l'eau de mélisse ou de l'eau-de-vie additionnée d'un peu d'eau.

6° Lorsque la respiration sera rétablie, il faudra, après avoir bien essuyé le malade, le coucher dans un lit bassiné, la tête maintenue élevée, et lui administrer un lavement avec de l'eau tiède dans laquelle on aura fait fondre gros comme une noix de savon ou mis deux cuillerées à bouche de vinaigre.

2° Asphyxiés par fosses d'aisances, puisards, égouts et citernes. (Les gaz produits sont de l'acide sulfhydrique plus ou moins chargé de sulfhydrate d'ammoniaque ou de l'azote.)

1° Le malade devra être retiré le plus tôt possible du lieu méphitisé, exposé au grand air et débarrassé de ses vêtements (1).

---

(1) Il existe des appareils qui permettent de pénétrer et de séjourner pendant un certain temps dans des milieux méphitisés.

Chaque poste central de secours dépendant de la Préfecture de police, renferme un de ces appareils, qui doit être mis, dans l'occasion, à la disposition des sauveteurs.

Lorsque l'agent méphitique est de *l'acide sulfhydrique* ou du *sulfhydrate d'ammoniaque*, comme cela a lieu dans les fosses d'aisances, on se sert avec avantage d'un *sachet* contenant une certaine

2° Aussitôt que l'asphyxié aura été ramené à l'air libre, on procédera à la désinfection de ses vêtements. A cet effet, on les arrosera largement d'eau chlorurée (1).

3° On déshabillera ensuite le malade et on le lavera rapidement avec la même solution chlorurée.

Dès qu'il est déshabillé et lavé, on le soumet aux différentes pratiques indiquées plus haut pour le rétablissement de la respiration chez les noyés.

4° Dès que des indices de respiration apparaissent, on place sous le nez du malade du chlorure de chaux humecté d'eau et additionné de quelques gouttes de vinaigre.

5° S'il fait quelques efforts pour vomir, il faut les favoriser en chatouillant l'arrière-gorge avec les barbes d'une plume.

Le reste des soins, comme dans les autres asphyxies.

3° Asphyxiés par les gaz impropres à la respiration. (Caves renfermant de la drèche, air confiné ou non renouvelé.)

Il suffit, en général, d'exposer le malade au grand air, d'enlever tout lien autour du cou et de chercher à rétablir la respiration par les moyens indiqués plus haut pour les noyés.

4° Asphyxiés par le gaz d'éclairage.

Le traitement qui convient est celui qui a été indiqué pour les malades asphyxiés par la vapeur du charbon.

On placera le malade au grand air et on usera des moyens les mieux appropriés pour ramener chez lui la respiration, ainsi que cela est dit plus haut.

---

quantité de chlorure de chaux, humecté d'eau et placé au-devant de la bouche.

(1) On peut faire usage du chlorure de chaux sec (une cuillerée comble), délayée dans un litre d'eau.

ASPHYXIÉS PAR STRANGULATION, SUSPENSION OU SUFFOCATION.

1° Il faut tout d'abord détacher ou plutôt, afin d'aller plus vite, couper le lien qui entoure le cou et, s'il y a pendaison, descendre le corps en le soutenant de manière qu'il n'éprouve aucune secousse.

Tout cela doit être fait sans délai et sans attendre l'arrivée de l'autorité de police.

On enlèvera ensuite ou on desserrera les jarretières, la cravate, la ceinture du pantalon, les cordons de jupes, le corset, en un mot toute pièce de vêtement qui pourrait gêner la circulation.

2° On placera le corps, mais sans lui faire éprouver de secousses, selon que les circonstances le permettront, sur un lit, sur un matelas, sur de la paille, etc., de manière cependant qu'il y soit commodément et que la tête ainsi que la poitrine soient plus élevées que le reste du corps.

3° Si le malade est porté dans une chambre, celle-ci ne doit être ni trop chaude ni trop froide, et il faut veiller à ce qu'elle soit convenablement aérée.

4° Il est indispensable d'appeler d'urgence un homme de l'art, parce que la question de savoir s'il y a lieu de pratiquer une saignée reposant en grande partie sur des connaissances anatomiques et sur l'examen de la corde et du lien, il n'y a que le médecin qui puisse bien apprécier ces sortes de cas et ordonner ce qui convient.

5° Lorsqu'après l'enlèvement du lien, les veines du cou restent gonflées, la face rouge tirant sur le violet, si l'homme de l'art tarde d'arriver, on peut mettre derrière chaque oreille, ainsi qu'à chaque tempe, six à huit sangsues.

6° Si la suspension ou la strangulation a eu lieu depuis peu de minutes, il suffit quelquefois, pour rappeler le malade à la vie, d'appliquer sur le front et sur la tête des linges trempés dans l'eau froide et de faire en même temps des frictions aux extrémités inférieures.

Dans tous les cas et dès le commencement il faut exercer sur la poitrine et le bas-ventre des pressions intermittentes, comme pour les noyés, afin de provoquer les mouvements de la respiration.

On ne négligera pas non plus de frictionner l'asphyxié avec des flanelles ou des brosses surtout à la plante des pieds et dans le creux des mains.

7° Dès qu'il peut avaler, on lui fera prendre par petites quantités de l'eau tiède additionnée d'un peu d'eau de mélisse, de Cologne, de vin ou d'eau-de-vie.

8° Si, après avoir été complétement rappelé à la vie, le malade éprouve de la stupeur, des étourdissements, les applications d'eau froide sur la tête deviennent utiles.

9° En général, l'asphyxié par suspension, strangulation ou suffocation, doit être traité, après le rétablissement de la vie, avec les mêmes précautions que dans les autres espèces d'asphyxie.

ASPHYXIÉS PAR LE FROID.

1° On portera l'asphyxié, le plus promptement possible, de l'endroit où il a été trouvé au lieu où il devra recevoir des secours; pendant ce trajet, on enveloppera le corps de couvertures, de paille ou de foin, en laissant la face libre. On évitera aussi d'imprimer au corps et surtout aux membres, des mouvements brusques.

2° Dans l'asphyxie par le froid, il est de la plus haute importance de ne rétablir la chaleur que lentement et par degrés. Un asphyxié par le froid qu'on approcherait du feu, ou que, dès le commencement des secours, on ferait séjourner dans un lieu trop chauffé, serait irrévocablement perdu. Il faut, en conséquence, le porter dans une chambre sans feu, et là, lui administrer les premiers secours que réclame sa position (1).

3° Si l'asphyxie a lieu par un froid de plusieurs degrés au-dessous de zéro, on déshabillera le malade dont on couvrira le corps, y compris les membres, de linges trempés dans de l'eau et à laquelle on aura ajouté des glaçons concassés.

Il y aurait même avantage à le plonger dans une baignoire contenant assez d'eau additionnée de glace, pour que le tronc et les membres en fussent couverts.

Enfin, il y a utilité à pratiquer des frictions avec de l'eau glacée, et mieux encore avec de la neige.

4° Lorsque le malade commence à se réchauffer, ou lorsqu'il se manifeste des signes de vie, on l'essuie avec soin, et on le place dans un lit, en s'abstenant toutefois d'allumer du feu dans la pièce où est le lit tant que le corps n'a pas recouvré sa chaleur naturelle.

5° Aussitôt que le malade peut avaler, on peut lui faire prendre un demi-verre d'eau froide dans lequel on aura mis une cuillerée à café d'eau de mélisse, d'eau de Cologne, ou de tout autre liquide spiritueux.

6° Dans le cas où l'asphyxié aurait de la propension à l'assoupissement, on lui administrerait des lavements irritants, soit avec de l'eau salée (2), soit avec de l'eau de savon.

Il est utile de faire observer que, de toutes les asphyxies, l'asphyxie par le froid est celle qui laisse, selon l'expérience des pays septentrionaux, le plus de chances de succès, même après plusieurs heures de mort apparente.

(1) Dans quelques localités on a l'habitude de mettre les asphyxiés par le froid dans des tas de fumier; cette pratique est extrêmement dangereuse sous le double rapport de la chaleur produite et de l'acide carbonique dégagé sous l'influence de la fermentation du fumier.

(2) Une cuillerée de sel dans un demi-lavement.

Mais, d'un autre côté, cette asphyxie exige aussi plus que toute autre une grande précision dans l'emploi des moyens destinés à la combattre, et notamment dans le réchauffement lent et progressif du malade.

ASPHYXIÉS PAR LA CHALEUR.

1° Si l'asphyxie a eu lieu par l'effet du séjour dans un lieu trop chaud, il faut transporter l'asphyxié dans un lieu plus frais et lui enlever, sans délai, tout vêtement qui pourrait gêner la respiration et la circulation.

2° Dans toute asphyxie par la chaleur, la première chose à faire est de débarrasser le cerveau, en tirant du sang. S'il n'y a pas de médecin pour pratiquer une saignée et si quelqu'un des assistants est apte à le faire, il ne devra pas hésiter un seul instant, principalement dans les contrées et les saisons chaudes.

3° Les sinapismes en pâte ou en feuilles seront très-utilement appliqués aux extrémités inférieures.

4° Dès que le malade peut avaler, il faut lui faire boire, par petites gorgées, de l'eau fraîche acidulée avec du vinaigre ou du jus de citron, et lui donner des lavements d'eau vinaigrée, mais un peu plus chargée en vinaigre que l'eau destinée à être bue.

Chez les asphyxiés par la chaleur, les boissons aromatiques ou vineuses sont toujours nuisibles.

5° En cas de persistance des accidents, et si aucun des assistants n'est apte à pratiquer une saignée, on peut, sans attendre l'arrivée du médecin, appliquer huit à dix sangsues derrière chaque oreille, ou quinze à vingt à l'anus.

6° Si l'asphyxie a été déterminée par l'action du soleil, comme cela arrive surtout aux moissonneurs et aux militaires, le traitement est le même; mais il faut, dans ce cas, faire des applications d'eau froide sur la tête; il est à noter que c'est surtout dans ces circonstances que la saignée est efficace.

7° Pendant l'administration des secours, le malade doit être maintenu dans une position droite et la tête élevée.

ASPHYXIÉS PAR LA FOUDRE.

Si une personne a été asphyxiée par la foudre, il faut immédiatement la porter au grand air, la débarrasser sans délai de ses vêtements, faire des affusions d'eau froide, comme dans les cas d'asphyxie par les gaz méphitiques; pratiquer des frictions aux extrémités et chercher à rétablir la respiration par des pressions alternatives de la poitrine et du bas-ventre, et par les autres moyens employés dans les soins à donner aux noyés.

La Commission se composait de MM. DEVERGIE, GUÉRARD, Bon LARREY, VERNOIS, membres du Conseil, et de M. VOISIN, directeur des Secours publics.

Lu et adopté en la séance du 9 février 1872.

Le Vice-Président,
BUIGNET.

Le Secrétaire,
LASNIER.

(Voir page 12 l'état des objets qui doivent être contenus dans les boîtes de secours, suivant l'ordre dans leque on les emploie ordinairement.)

INSTRUCTION

SUR

LES SECOURS A DONNER AUX BLESSÉS

Lorsqu'une personne est trouvée blessée ou indisposée sur la voie publique, les premiers secours à lui donner, en attendant l'arrivée de l'homme de l'art, qu'il faut toujours appeler immédiatement, sont :

1° *Dans tous les cas*, relever le blessé ou le malade avec précaution, et le conduire, ou le transporter sur un brancard, au poste le plus voisin ou dans le lieu le plus rapproché où il puisse être secouru.

2° *En cas de plaie*, si le médecin tarde à arriver, et s'il paraît y avoir du danger, il faut découvrir doucement la partie blessée, en coupant, s'il est nécessaire, les vêtements avec des ciseaux, afin de s'assurer de l'état de la blessure. On lavera celle-ci avec une éponge ou du linge imbibé d'eau fraîche, pour la débarrasser du sang ou des corps étrangers qui peuvent la souiller.

3° *S'il n'y a qu'une simple coupure* et que le sang soit arrêté, on doit rapprocher les bords de la plaie et les maintenir en cet état, en la couvrant d'un morceau de taffetas gommé, dit taffetas d'Angleterre, ou de bandelettes de sparadrap, qu'on aura pris soin de passer, au besoin, devant une bougie allumée ou au-dessus de charbons ardents, pour les rendre collantes.

4° *En cas de contusion ou de bosse,* il faut appliquer sur la partie des compresses imbibées d'eau fraîche, avec addition d'extrait de saturne, une cuillère à café d'extrait de saturne pour un verre d'eau ; à défaut d'extrait de saturne, on peut mettre du sel commun. Ces compresses seront maintenues en place au moyen d'un mouchoir ou de tout autre bandage médiocrement serré, et on les arrosera fréquemment, afin de les tenir humides avec le mélange indiqué ci-dessus.

5° *S'il y a perte de sang abondante* ou hémorragie par une plaie, on devra chercher à l'arrêter, en appliquant sur cette plaie, soit des morceaux d'amadou, soit des gâteaux de charpie, soutenus au moyen de la main, d'un mouchoir, ou de tout autre bandage qui comprime suffisamment, sans exagération.

Si le sang s'échappe très-abondamment et que le blessé soit pâle, défaillant, il importe d'exercer de suite avec les doigts une forte compression sur l'endroit d'où part le sang, puis d'appliquer sur la plaie un tampon d'amadou, de charpie ou de linge imbibé de solution normale de perchlorure de fer étendu de quatre fois son volume d'eau. L'appareil sera maintenu à l'aide d'une compresse et d'une bande pliée en plusieurs doubles.

6° *Si le blessé crache ou vomit du sang,* il faut le placer sur le dos ou sur le côté correspondant à la blessure, la tête et la poitrine légèrement élevées, doucement soutenues, et lui faire prendre, par petites gorgées, de l'eau fraîche.

Les plaies qui fournissent aussi du sang seront fermées au moyen d'un linge fin posé sur elles et d'un gâteau de charpie surmonté de compresses et d'un bandage. Des compresses trempées dans de l'eau fraîche pourront, en outre, être appliquées sur la poitrine ou sur le creux de l'estomac.

7° *Dans le cas de brûlure,* il faut conserver et replacer

avec le plus grand soin les parties d'épiderme soulevées ou en partie arrachées.

On percera les ampoules avec une épingle, et on en fera sortir le liquide. On couvrira ensuite la partie brûlée avec des compresses imbibées d'eau fraîche, que l'on arrosera fréquemment, et on les enveloppera d'une ouate non gommée.

8° *Dans le cas de foulure ou d'entorse*, il faut plonger, s'il est possible, la partie blessée dans un vase rempli d'eau fraîche et l'y maintenir pendant très-longtemps, en renouvelant l'eau à mesure qu'elle s'échauffe. Si la partie ne peut être plongée dans l'eau, il faut la couvrir ou l'envelopper de compresses imbibées d'eau, que l'on entretiendra fraîches au moyen d'un arrosement continuel.

9° *Dans toute lésion d'une jointure*, il faut éviter avec le plus grand soin de faire exécuter au membre malade aucun mouvement brusque et étendu. On placera et on soutiendra ce membre dans la position qui occasionne le moins de douleur au blessé, et l'on attendra ainsi l'arrivée du chirurgien.

10° *Dans le cas de fracture*, il faut éviter aussi d'imprimer au membre aucun mouvement ; pendant le transport du blessé, on doit le porter ou le soutenir avec la plus grande précaution.

S'il s'agit du bras, de l'avant-bras ou de la main, on rapprochera doucement le membre du corps et on le soutiendra avec une écharpe dans la position la moins pénible pour le blessé.

Si la lésion existe à la cuisse ou à la jambe, il importe, avant tout, d'immobiliser le membre tout entier en le soutenant également dans toute son étendue ; on place ensuite le blessé sur le brancard ou sur un lit, on étend avec précaution le membre fracturé sur un oreiller, et on l'y maintient à l'aide de deux ou trois rubans, suffisamment serrés par-dessus l'oreiller.

On peut aussi, à défaut de ce moyen, rapprocher le membre blessé du membre sain, et les unir ensemble dans toute leur longueur, sans trop les serrer, mais de manière que le membre sain soutienne l'autre et prévienne le dérangement de la fracture. Un point important est de soutenir le pied immobile par rapport à la jambe, et fléchi sur elle, et de l'empêcher de se déplacer en dedans ou en dehors. Ici encore il y lieu de recourir à l'application de compresses d'eau froide, etc.

11° *Dans le cas de syncope ou perte de connaissance*, il faut tout d'abord desserrer les vêtements, enlever ou relâcher tous les liens qui peuvent comprimer le cou, la poitrine ou le ventre. On couchera ensuite le malade horizontalement, et on s'efforcera de le ranimer au moyen de fortes aspersions d'eau fraîche sur le visage, de frictions avec du vinaigre sur les tempes et autour du nez. On pourra passer rapidement un flacon d'ammoniaque sous les narines, on fera des frictions sur la région du cœur avec de l'alcool camphré ou toute autre liqueur spiritueuse : ces secours doivent quelquefois être prolongés longtemps avant de produire le rappel à la vie. Si le malade a perdu beaucoup de sang et s'il est froid, il faut réchauffer son lit et pratiquer par-dessous la couverture et sur tout le corps des frictions avec de la flanelle.

Lorsque la syncope commence à se dissiper et que le malade reprend ses facultés, on peut lui faire avaler de l'eau sucrée avec quelques gouttes d'alcool de mélisse ou vulnéraire.

Lorsque la perte de connaissance complique des blessures considérables au crâne, il faut se contenter de placer le blessé dans la situation la plus commode, la tête médiocrement soulevée et soutenue avec soin, maintenir la chaleur du corps, surtout des pieds, en attendant l'arrivée du médecin.

Si le blessé est dans un état d'ivresse qui paraisse dangereux par l'agitation extrême qu'il excite, ou par l'anéantissement profond des forces qu'il détermine, on peut lui administrer par gorgées, à quelques minutes d'intervalle, un verre d'eau légèrement sucrée, avec addition d'une cuillerée à café d'acétate d'ammoniaque. L'administration de cette préparation pourra être répétée une fois, s'il en est besoin.

Il importe de se rappeler qu'un nombre trop grand de personnes autour des individus blessés ou autres, qui ont besoin de secours, est toujours nuisible. Pour être efficaces, ces secours doivent être donnés avec calme, et appropriés exactement aux différents cas spécifiés dans la présente instruction.

La Commission se composait de MM. Devergie, Guérard, Larrey, Vernois, membres du conseil, et de M. Voisin, directeur des secours publics.

Lu et adopté en la séance du 8 mars 1872.

Le Vice-Président,
Buignet.

Le Secrétaire,
Lasnier.

(Voir page 13 l'état des objets et médicaments que doivent contenir les boîtes à pansement.)

www.ingramcontent.com/pod-product-compliance
Lightning Source LLC
Chambersburg PA
CBHW060945050426
42453CB00009B/1133